AF402164

Dr Paul GALLET

PROTHÈSE PAR LA PARAFFINE

DANS

Les Rhinites Atrophiques

PROTHÈSE PAR LA PARAFFINE

DANS

LES RHINITES ATROPHIQUES

GA

PROTHÈSE PAR LA PARAFFINE

DANS

LES RHINITES ATROPHIQUES

PAR

Le Dr P. GALLET

LYON

IMPRIMERIES RÉUNIES

8, RUE RACHAIS, 8

—

1907

A MA MÈRE

INTRODUCTION

A l'heure actuelle, le praticien se trouve fort embarrassé devant la liste interminable des médicaments proposés et expérimentés en vue de guérir la rhinite atrophique fétide ou ozène.

Et lorsque, après un traitement longtemps continué, lorsqu'il aura constaté la bonne volonté et la docilité avec lesquelles ses prescriptions auront été suivies, il songera, devant l'échec de sa thérapeutique, qu'il est des maladies qui font en effet « le désespoir du malade et du médecin ».

Cet aphorisme, jusqu'ici réservé à la colite muco-membraneuse, pourrait, sans inconvénient et même avec justice, s'étendre à d'autres maladies et particulièrement à la rhinite atrophique fétide, l'ozène faisant le désespoir, non seulement du médecin et du malade, mais encore de l'entourage de ce dernier.

Et, jusqu'à ces dernières années, la thérapeutique avait beau s'ingénier, les essais avaient beau se multiplier, rien ne parvenait à guérir cette infirmité, sauf dans quelques cas où la bonne dame Nature venait en aide au patient, aux médecins et à la thérapeutique.

Bien plus, ce n'était qu'au prix d'une patience à toute épreuve, de soins journaliers, d'une ligne de traitement bien conduite et variée, que l'on obtenait une rémission ou une amélioration.

Certes, les méthodes de traitement ne manquent pas et les spécialistes ont fait appel aux produits les plus variés. Le résultat final est resté à peu de chose près le même.

Devant un semblable état de choses, devant cet échec presque constant de la thérapeutique, la logique commandait aux rhinologistes de s'ingénier à découvrir d'autres matières capables d'enrayer d'une manière efficace la marche presque fatale de l'ozène et même d'arriver à le guérir d'une façon complète.

Le temps s'était chargé de démontrer que la tâche serait malaisée.

Et pourtant, nous sommes maintenant en possession d'une méthode qui, sans avoir donné la clef de ce problème ardu à résoudre, permet cependant de prévoir, dans un avenir rapproché, que l'ozène sortira du cadre des maladies incurables, lorsque des causes de force majeure ne viendront pas entraver l'application du procédé.

C'est cette méthode nouvelle que nous allons décrire, en même temps que nous essaierons d'en indiquer le manuel opératoire, les indications, les insuccès et les résultats qu'elle a fournis jusqu'à présent.

LES RHINITES ATROPHIQUES

Pour bien comprendre comment on a pu penser à guérir l'ozène par une méthode nouvelle, il ne nous semble pas inutile de rappeler certains points d'étiologie et surtout de pathogénie.

Comme le fait remarquer Castex, le mot ozène a beaucoup perdu de la signification qu'on lui attribuait autrefois, car il englobait d'une façon générique toute mauvaise odeur s'exhalant du nez d'un individu. Il est aisé de comprendre que cette odeur pouvait provenir de causes très diverses. Le mot ozène sert aujourd'hui à désigner une affection bien spéciale, caractérisée par trois symptômes, dont aucun ne doit faire défaut, sous peine de faire perdre à la maladie son entité propre.

Nous ne voulons pas ici décrire la symptomatologie de l'ozène, mais seulement bien préciser la maladie à laquelle s'attaque la méthode curative dont nous allons parler. Ces trois symptômes fondamentaux et nécessaires sont, l'un clinique : c'est la fétidité du nez; l'un anatomique : atrophie des cornets; le troisième bactériologique, et le moins important d'après nous : c'est la présence d'un micro-organisme spécial, dit bacille de Lœwenberg.

Encore une fois, loin de nous la pensée de vouloir faire sur l'ozène une revue générale, mais il nous paraît indispensable de rappeler en même temps que les symptômes primordiaux, à quelles diverses causes on a voulu jusqu'ici rattacher la présence de l'ozène.

Tout d'abord, il est quelques points précis indiqués depuis longtemps par la clinique et admis par tous les auteurs. La clinique nous apprend en effet que l'âge, l'hérédité et le sexe ne sont pas des causes prédisposantes négligeables. De même, à côté de certaines maladies générales, telles que la tuberculose et la syphilis, qui avaient déjà donné à Trousseau les bases d'une classification ozénateuse, il faut mentionner les remarques plus récentes qui ont permis d'indiquer les vraies causes probables de l'ozène. Ces remarques sont d'ordre anatomique.

Parmi les trois symptômes capitaux que nous avons mentionnés, l'atrophie des cornets est sans contredit le plus important, puisque c'est lui qui sert à caractériser pour ainsi dire l'ozène ou rhinite atrophique. Partant de là, il était donc rationnel de penser que l'ouverture exagérée des fosses nasales pouvait bien influencer sur l'éclosion de la maladie. C'est l'opinion de Zanfal, Guy-Patin et Laurent. Pour Berliner, l'ozène serait dû à l'application contre la cloison du cornet moyen qui empêcherait les sécrétions nasales de s'écouler librement, et cette rétention produirait la décomposition du mucus sécrété par les glandes de la muqueuse. Mais on ne voit pas la cause de cette décomposition. Lœwenberg en isolant dans la sécrétion ozénateuse, le bacille qui porte son nom, pensa indiquer les causes de cette décomposition. Un autre groupe recherche enfin les causes primordiales de la rhinite atrophique dans des modifications muqueuses du revêtement squelettique du nez. Mais d'où peuvent provenir ces modifications? Zarniko propose une théorie tropho-névrotique. Il aurait été bien étonnant de ne pas voir intervenir encore une fois les tropho-névroses, si complaisantes à jeter partout la lumière. La réunion de ces diverses théories donne-t-elle la solution du problème? Elles peuvent se compléter et c'est une discussion dans laquelle nous ne voulons pas entrer ici. Ce que nous voulons seulement retenir de ce très bref exposé, c'est que la théorie dite anatomique semble être la plus logique et que toutes les autres s'y rattachent presque forcément. C'est elle également qui rallie le plus d'opinions.

C'est donc d'une malformation primitive ou acquise entraînant une perturbation du rôle physiologique des fosses nasales que proviendrait l'ozène. Malformation entraînant à sa suite l'éclosion et le développement de micro-organismes, dont quelques-uns, comme celui de Lœwenberg par exemple, pourraient être considérés comme constants et prépondérants.

Une autre remarque encore due forcément à la clinique, c'est qu'à partir d'un certain âge, assez avancé du reste, la rhinite atrophique disparait. Il ne reste plus traces de cornets, la muqueuse est sclérosée, les glandes complètement atrophiées, les secrétions n'existent plus et l'ozène n'a plus de raisons d'existence.

Nous voilà donc en présence de deux faits indiscutables. Chez tous les ozéneux vrais, on constate l'atrophie des cornets d'abord, la sclérose de la muqueuse ensuite. Bien entendu, cet état de choses retentit sur le voisinage, et les annexes des cavités nasales sont plus ou moins atteintes. Sinusites ethmoïdales, sphénoïdales et même frontales ne sont pas rares. On observe même l'extension de l'ozène au larynx et à la trachée.

C'est en partant de ces principes que les promoteurs de la méthode dont il va être question furent conduits à pratiquer la prothèse paraffinique, procédé qui découlait logiquement des observations capitales dont nous venons de parler.

Parmi ces promoteurs, nous citerons d'abord Brockaërt, de Gand, bien que l'idée primordiale ne puisse lui être attribuée, mais c'est Brockaërt qui le premier s'en est occupé activement, qui l'a mise au point dès que furent connues les premières observations. C'est encore lui qui en a indiqué le premier les imperfections, lui qui a créé le premier instrument pratique et qui en est encore un des plus fervents défenseurs.

Avant Brochaërt, en effet, on ne trouve publiées que des observations très rares, ne contenant que fort peu de détails et montrant bien que leurs auteurs n'avaient encore fait aucun travail systématique.

Le premier cas publié est celui de R. Lake, présenté en 1902, à la British medical Association de Londres. Nous allons relater de suite cette observation, car elle est intéressante à plus d'un titre.

OBSERVATION I (Lake)

M.... R...., âgée de 35 ans, était affligée d'une rhinite atrophique avec ozène fétide depuis fort longtemps déjà. Les formations croûteuses avaient été traitées par les procédés classiques et la malade n'était nullement satisfaite du traitement.

J'eus alors l'idée, dit R. Lake, de rétrécir le passage de l'air dans les narines en faisant des cornets inférieurs factices, par des injections sous-muqueuses de paraffine. Ces injections furent faites sous les restes des cornets inférieurs atrophiés, de cinq gouttes à chaque fois et en espaçant chaque séance d'une semaine. L'accroissement de longueur totale obtenue ne fut pas très grande et cependant la malade obtint une amélioration considérable. L'aiguille employée était de gros calibre, longue de trois pouces, et fixée à la seringue par un pas de vis.

Nous voyons déjà l'ensemble de la méthode. Dans la séance où fut publiée cette observation, un confrère de Lake interrogea secrètement la malade et obtint d'elle la réponse qu'elle était fort satisfaite et qu'elle avait retiré de l'intervention une amélioration très sensible. La cocaïne avait été employée comme anesthésique.

Presque à la même époque, en mars 1902, Moure et Brindel, s'inspirant de cas non publiés, mais dont ils avaient eu connaissance, les cas de Lebet-Barbon et de Weissmann, faisaient également des essais à la Faculté de Bordeaux. En mars 1902, ils publièrent en effet l'observation suivante.

OBSERVATION II (Brindel)

M. B...., 14 ans.

Coryza atrophique ozénateux, atrophie des cornets, croûtes vertes odorantes des deux côtés.

Nettoyage soigné. Cocaïnisation.

Injection en enfonçant l'aiguille sous la muqueuse du cornet inférieur à la face antérieure et le plus loin possible. A gauche, à la deuxième reprise, le cornet se gonfle au fur et à mesure que l'on pousse la paraffine. A droite, après trois tentatives, insuccès complet : la paraffine se solidifiant trop vite dans la canule.

Le lendemain on constate : le cornet inférieur gauche volumineux, peu de sécrétion muqueuse dans la narine correspondante. A droite, cornets toujours minces, amas croûteux considérables.

Le surlendemain, léger œdème sous-palpébral gauche, peu de sécrétion. Nouvel essai infructueux à droite, la paraffine ressortant par les orifices anciens.

Huit jours plus tard, on ne constate plus d'œdème. Le cornet gauche est toujours gonflé, peu de sécrétion dans la narine.

A droite, tuméfaction légère avec une sécrétion plus abondante.

Le malade est renvoyé à un mois pour que la cicatrisation du trou produit par la canule puisse permettre une nouvelle intervention à droite.

On voit que le résultat est incomplet, mais la méthode en est toujours à ses débuts. Dans les autres observations de Brindel, nous n'avons rien retrouvé de relatif à ce malade.

Les opérateurs se heurtent encore à des imperfections dans l'application de la méthode et leurs comptes rendus ne nous font pas connaître le résultat final.

En mars 1902, Brindel indique cependant la quantité de paraffine qu'il a injectée, 4 centimètres cubes.

Cette fois il nous dit qu'il a reconstitué un cornet en entier et que le résultat a été très bon.

. L'observation suivante est plus intéressante.

OBSERVATION III (BRINDEL)

Mlle Louise B..., ménagère, se présente à la clinique le *1er avril 1902*, porteur d'une coryza atrophique extrêmement prononcé avec ozène. Croûtes très nombreuses vertes, très odorantes. Cornets inférieurs en lames, très aplatis, élargissement très prononcé des fosses nasales. L'affection date de l'âge de 13 ans. Pharynx sec, vernissé. N'a jamais subi aucun traitement.

8 avril. — Injection de 3 centimètres cubes de paraffine dans la partie postérieure des deux cornets inférieurs. Je fais, somme toute, deux queues de cornets artificielles.

10 avril. — Va bien. N'a pas souffert. Queues de cornets artificielles très visibles.

22 avril. — La malade mouche beaucoup moins ; elle n'a plus de croûtes. Injection de 2 centimètres cubes de paraffine à la partie antérieure du cornet inférieur droit. Ce cornet se trouve ainsi reconstitué dans sa totalité. Tentative infructueuse à gauche.

28 avril. — Va très bien. N'a pas souffert. Pas de gonflement de la joue. La malade ne mouche plus que de l'eau (liquide transparent et collant).

2 mai. — Très bien à droite.

Cette malade a été revue fin mai. Elle paraît guérie à droite, où il n'existe plus aucune sécrétion. Je me propose d'injecter à bref délai la partie antérieure du cornet gauche.

Nous voyons déjà un résultat satisfaisant, la malade ayant été revue fin mai en bon état. Ce délai est cependant trop court pour se faire une opinion.

Voici enfin une observation de Brockaërt, très démonstrative.

OBSERVATION IV (Brockaert)

Mlle Charlotte V. B..., 19 ans, soignée depuis deux ans pour un coryza atrophique ozénateux, se présente chez moi le 2 mai 1902.

La fosse nasale gauche est la plus élargie et le cornet inférieur fortement diminué de volume. Je lui fais une injection de 2 centimètres cubes de paraffine gaïaformée, et je reconstitue ainsi, en grande partie, le cornet inférieur gauche, surtout sa moitié antérieure.

J'examine la malade une seconde fois le 4 mai : le cornet s'est maintenu reconstitué et il n'y a pas de croûtes visibles à gauche, alors qu'à droite j'en constate de très épaisses. La malade me dit, chose sur laquelle je n'insiste pas sur le moment, que depuis la veille l'odorat, disparu depuis longtemps, lui est revenu.

Elle reconnut en effet, les yeux fermés, certaines substances odorantes.

Elle n'a pas ressenti de douleur et il n'y a pas de gonflement.

Nous pourrions rapporter ici quantité d'observations presque semblables qui toutes, à peu d'exceptions près, nous mentionnent deux choses très importantes :

Le gonflement de la paupière du côté correspondant à l'injection et la disparition presque subite des amas de croûtes odorantes. Et ce qui démontre bien que la disparition de ces croûtes est bien due à l'injection de paraffine, c'est que du côté non opéré l'odeur et les sécrétions persistent.

Tous ces essais, ne l'oublions pas, datent de l'année 1902. Prenons maintenant au hasard une des dernières observations publiées.

OBSERVATION V (Botey)

Maleleine Guito, 19 ans. Vient consulter le 15 juin 1906. A l'examen de la malade on constate une rhinite atrophique fétide avec atrophie prononcée des cornets et propagation au naso-pharynx.

On pratique pendant une année environ des injections de paraffine.

On fait ainsi, avec des intervalles de repos, une trentaine d'injections.

Actuellement, les cornets sont en partie reconstitués. La cloison, sur laquelle on n'a cependant fait qu'un petit nombre d'injections sans accident, a triplé d'épaisseur. Les croûtes ont disparu et les mucosités qui persistent sont claires.

La malade est revue six mois après ces diverses constatations. L'odeur a disparu et l'amélioration obtenue a persisté.

Cependant la malade pratique encore quelques injections nasales.

Le pharynx n'a pas repris son humidité normale, mais il est néanmoins lubrifié et du moins il n'incommode plus la malade.

Nous nous nous apercevons de suite des perfectionnements apportés en quatre années à la technique et à l'application du procédé. Mais avant de discuter les résultats obtenus il faut voir comment et avec quels appareils on est parvenu à les obtenir.

Bien avant l'application des injections paraffiniques à l'ozène seul, le principe de la reconstitution artificielle de certains organes avait été posé par Eckstein. Il employait à cet effet la vaseline, une vaseline compacte évidemment, et ce n'est que plus tard qu'il y adjoignit la paraffine pour lui donner une plus grande fixité. C'est donc à Eckstein et non à R. Lake que revient l'honneur de la méthode.

La première observation que nous avons relatée nous indique également de quels instruments se servit Lake, une seringue avec une aiguille assez volumineuse fixée par un pas de vis. Et jusqu'en 1904, date à laquelle Brockaërt présenta au Congrès de Bordeaux la seringue dont il se sert encore, on n'employa aucun instrument spécial. Par conséquent, les opérateurs se trouvaient dans l'obligation d'enfermer dans les corps de pompe de leurs seringues le mélange de vaseline et de paraffine et de ramollir par la chaleur ce mélange qu'ils injectaient ainsi à l'état liquide.

Or ces injections liquides causèrent de nombreux mécomptes que quelques auteurs ont signalés et que d'autres ont passé sous silence. Nous n'en voulons pour preuve que cet œdème palpébral et quelques sinusites que l'on trouve mentionnés dans les cinq observations déjà citées.

La température nécessaire était même fort élevée, puisque des gants de peau de daim étaient nécessaires pour tenir l'instrument et éviter les brûlures des doigts de l'opérateur. Ces brûlures s'observaient également sur le patient, en même temps que le mélange trop fluide diffusait un peu de tous les côtés et ne restait pas du tout dans les limites que l'on pensait lui assigner.

Ces diffusions produisaient encore des accidents plus graves, tels que la thrombo-phlébite des veines faciales, et même dans un cas de l'artère ophtalmique, accident suivi de l'amaurose de l'œil correspondant.

Il fallait trouver un perfectionnement. C'est Brockaërt qui le découvrit. Voici les caractéristiques de l'instrument qu'il présenta au Congrès de Bordeaux en 1904.

Cette seringue, d'où sont découlées toutes les autres imitations et qui a servi de modèle à tous les instruments créés depuis deux ans dans le but d'injecter la paraffine, est essentiellement constituée : 1° par un corps de pompe métallique avec piston et crémaillère; 2° une pince à ressort qui agit sur le piston.

Quels sont donc les avantages présentés par cette seringue?

Pour s'en servir, dit Brockaërt, on remplit le corps de la seringue, non avec un mélange de vaseline et de paraffine soluble, mais avec un petit tube de verre

contenant un petit cylindre de paraffine fusible à 45°.
L'introduction du cylindre dans la seringue se fait au
moyen d'une petite tige métallique. En fermant et en
ouvrant alternativement la pince annexée à la seringue
on agit sur la tige métallique et sur la crémaillère, de
telle façon qu'il sort d'une façon continue par l'extrémité de l'aiguille, un mince filament de parffine semblable à un morceau de vermicelle et cette paraffine est
solide et froide.

On comprend de suite quels avantages immenses on
retirait de l'emploi de cette seringue. Plus de brûlures,
la paraffine s'injectant à froid, plus de précipitation
dans l'intervention, car la substance injectée ne se soli-
difie pas dans l'aiguille, plus de diffusion entravant la
prothèse et produisant des thrombo-phlébites. En un
mot, c'était presque la perfection. Et de fait, Ricardo
Botey, de Barcelone, présent au Congrès, fut, comme il
le dit lui-même, dans un article des *Archives interna-
tionales de laryngologie*, émerveillé du fonctionnement
de cette seringue.

Il en fit immédiatement exécuter une par Simal de
Paris, qui un mois plus tard lui livra l'instrument modi-
fié légèrement par Lermoyez. Mais Botey ne tarda pas
à s'apercevoir qu'en hiver la seringue ne marchait plus
et qu'il fallait la chauffer ainsi que son contenu à chaque
instant. On revenait presque à l'ancienne méthode de la
paraffine liquide avec tous ses inconvénients. En un
mot, la seringue de Brockaërt ne marchait si bien au
Congrès de Bordeaux que par suite de la température
et de l'époque de l'année, le mois de juin. La seringue
de Mahu, que Botey expérimenta ensuite, ne lui four-

nit pas de résultats sensiblement meilleurs. Tous ces instruments avaient les mêmes défauts. La pression dans le tube était trop faible pour expulser la paraffine hors de l'aiguille, en hiver surtout, et la vision de l'opérateur était gênée par l'instrument.

Le docteur Lagarde, de Paris, frappé surtout de ce dernier fait, avait coudé l'aiguille de sa seringue en même temps qu'il en rendait le piston et le coup de pompe vertical. Botey expérimente encore cette dernière et s'aperçoit que tous les inconvénients inhérents aux autres modèles n'ont pas été supprimés, notamment en ce qui concerne la force du piston. Il faut cependant noter que Botey employait de la paraffine fusible à 54° seulement, alors que celle employée par Brockaërt ne dépassait pas 42°. Il est naturel de penser que Botey, qui traitait alors ses ozéneux en série, devait chercher un instrument qui lui donnât pleine satisfaction. Il fit donc construire, d'après ses idées et sur ses propres plans, une seringue qui ne diffère des autres que par la grande force déployée par le piston. Elle possède encore un système de verrou qui assure la régularité de propulsion par la fixité d'une roue dentée. Les aiguilles sont coudées, comme dans le modèle de Lagarde et un large anneau dans lequel on peut passer les trois derniers doigts de la main, permet de tenir très solidement et d'une façon très précise l'instrument tout entier.

Nous ne voulons pas terminer ce très rapide exposé des instruments employés pour la prothèse paraffinique sans parler de la seringue du docteur Lagarde. Grâce à un double corps de pompe et à un liquide auquel il donne la température qui lui convient, selon la saison et les indications opératoires, il parvient à maintenir le tube de paraffine au point optimum. Ce dispositif permet les injections liquides ou solides.

Il nous faut encore mentionner un instrument récent, imaginé par le docteur Gaud, de Dijon, et construit par Simal, à Paris.

Il se compose d'une seringue très simple, mais sans crémaillère pour faire progresser la paraffine. L'opérateur pousse directement avec son pouce un mandrin qui se déplace dans le corps de pompe et propulse la matière à injecter.

Cet instrument aurait donné de bons résultats. Il nous semble cependant que la force du pouce doit être bien faible pour chasser la paraffine.

Et maintenant que nous connaissons à peu près les instruments qui servent à la prothèse paraffinique en général, voyons comment il faut les employer dans le cas spécial qui nous occupe, celui de la rhinite atrophique.

Le manuel opératoire est assez simple. Nous allons réunir les idées de Brockaërt, de Botey, de Lagarde, Faure, Brindel et Moure, qui ne diffèrent que sur de très petits détails. Tous ces auteurs procèdent en effet de la même façon et tous sont d'accord pour employer le manuel opératoire que nous allons décrire.

Faut-il pratiquer une anesthésie préalable? Cela n'est pas absolument nécessaire, mais la cocaïnisation peut être utile dans le cas de patients timorés ou nerveux à l'excès.

Avant toute intervention, les fosses nasales auront été

2 GA

débarrassées des croûtes le mieux possible, et cela autant que possible sous le contrôle de la vue, car les lavages, si bien pratiqués soient-ils, n'arrivent pas à détacher les amas desséchés, qui sont parfois très adhérents.

L'opérateur s'arme alors du speculum et prend la seringue de l'autre main. Le plus souvent, on commence par restaurer le cornet inférieur, bien que cette règle ne soit pas absolue et se limite aux lésions que l'on veut traiter. On enfonce alors la pointe de l'aiguille le plus près possible de l'extrémité postérieure du cornet, sous la muqueuse, suivant une direction un peu parallèle et à une profondeur de 4 à 8 millimètres environ, suivant l'épaisseur que présente cette muqueuse. Le point important est de bien cheminer entre la muqueuse et l'os, car si l'aiguille bute contre l'os, la paraffine ne sort pas, et si la profondeur n'est pas suffisante, la muqueuse se déchire. Une fois l'aiguille enfoncée convenablement, on pousse doucement et sans secousse, en rapprochant les deux branches de la pince annexée à la seringue. Si l'injection est bien faite et si l'appareil fonctionne bien, ce que nous supposons, bien entendu, on observe alors que la muqueuse se boursoufle, se gonfle. En continuant l'injection, on voit bientôt apparaître, au point culminant de la boursouflure, un petit point blanc. On doit alors cesser l'injection, sous peine de voir la muqueuse se déchirer. Ce point blanc disparaît du reste au bout de quelques secondes et la muqueuse reprend sa coloration normale. Comme l'on n'a pas encore retiré l'aiguille, on peut pratiquer à ce moment l'injection d'une nouvelle quantité de paraffine, mais en surveillant de très près les progrès de l'opération. Dès que l'ischémie de la muqueuse reparaît, cesser définitivement l'injection.

Cela semble extrêmement simple et, cependant, on se heurte très fréquemment à des obstacles qui, pour ne pas être insurmontables, demandent, pour être évités, une certaine habitude et une certaine dextérité. Il est en effet difficile, dit Botey, et quelquefois impossible de mettre de la paraffine sur la partie postérieure des cornets. La distance de la vision, le peu de lumière de l'ouverture nasale, la direction des cornets directement en arrière et un peu en dehors, rendent plus pénible la vue parfaite du tiers moyen du cornet chez quelques malades et gêne par conséquent la technique de l'injection. Malgré cela, il faut toujours tâcher, dans la première séance, de reconstituer la queue des cornets inférieurs, pour restaurer après, dans les séances ultérieures, d'arrière en avant, la partie moyenne et antérieure.

Il n'est pas contre-indiqué de pratiquer des injections sur plusieurs points de la muqueuse. « Lorsque la muqueuse est très atrophiée, dit Faure, de Saint-Étienne, il est difficile d'injecter à la fois une quantité de paraffine suffisante. On se trouvera donc bien de créer des points d'amorce, pour ainsi dire, qui permettront, dans une séance ultérieure, de faire pénétrer une quantité plus grande de matière prothétique, grâce au soulèvement qu'ils auront produit. »

Mais tout cela se passe du côté des cornets, et le principe de la méthode étant de rétrécir les cavités des fosses nasales, on pourrait également opérer sur la cloison.

Sur ce point, Faure nous apprend que les interventions sur la cloison, qui sont évidemment très tentantes, sont en même temps très dangereuses. Dans un cas d'ozène, chez un jeune garçon, où il avait pratiqué une injection sur la cloison, il vit survenir un abcès phlegmoneux avec haute température et finalement effondrement de la cloison, malgré une ouverture précoce du foyer.

C'est avec regret que dans les observations françaises publiées sur le traitement de l'ozène par la paraffine, nous ne voyons pas mentionnés plus fréquemment les accidents dus à la méthode. Les spécialistes français mettraient-ils un point d'honneur à ne mentionner que leurs succès ou de très petits insuccès ? Toujours est-il que les abcès de la cloison, contre lesquels Faure nous met en garde, sont très fréquents et que Botey en a vu un assez grand nombre pour nous en donner une description très clinique, qu'il n'a pu étager que sur des observations nombreuses. Il en décrit en effet deux sortes. Le premier abcès phlegmoneux évoluant avec fracas, température, et produisant très souvent des désordres difficilement réparables, tels que l'effondrement de la cloison. Une ouverture rapide du foyer est le seul traitement efficace avec un drainage qui assurera l'écoulement du pus. Une incision large est nécessaire, 2 centimètres, dit Botey. La guérison se fait parfois attendre une quinzaine de jours.

L'abcès séreux qui constitue la deuxième variété est de beaucoup moins grave. Il est même probable que c'est simplement un processus de réaction, et il résorbe en général de lui-même.

Il n'est pas impossible que ces abcès, surtout les séreux, n'exercent même une action favorable sur la cure de l'ozène, car après leur guérison, on constate souvent que le septum est devenu plus épais, ce qui contribue en somme au résultat cherché: le rétrécissement des fosses nasales.

Le second obstacle est extrêmement fréquent, et il n'est pas d'opérateur qui ne l'ait trouvé devant lui : c'est la déchirure de la muqueuse. On conçoit facilement que la muqueuse sur laquelle on intervient est le plus souvent mince et par ce fait peu résistante. L'aiguille la transperce donc facilement, et cela d'autant mieux, que le calibre des aiguilles employées est assez gros, de façon à permettre un écoulement plus facile de la paraffine.

Lorsque l'on a troué la muqueuse, il faut attendre la guérison complète de ce léger traumatisme avant de tenter une nouvelle injection. Il est nécessaire d'attendre parfois quinze jours.

Il est du reste possible que l'opérateur n'ait aucun ennui et que tout se passe à merveille. Il ne faudrait pas croire pour cela que le traitement fût rapide. Comme nous l'avons dit, il est presque impossible d'injecter beaucoup de matière à la fois et les premières interventions pratiquées l'ont bien montré. C'est en voulant injecter 2, 3, 4 centimètres cubes et même plus, que l'on a observé les déchirures, les éclatements de la muqueuse. Actuellement on injecte peu à la fois, sauf dans les cas très favorables, et ils sont relativement rares. Le traitement est loin d'être rapide, tout au moins pour arriver à un bon résultat final, car l'amélioration est très rapide. Prenons quelques faits tirés des observations de Faure, Brockaërt ou Botey. Au bout de deux injections, souvent même dès la première, on voit les croûtes diminuer d'une façon très notable et parfois disparaître complètement. Si l'on n'opère que sur une fosse nasale, c'est de ce côté seulement que l'on voit disparaître les sécrétions, ce qui démontre bien que la paraffine agit et agit localement. Comme l'on fait en général suspendre tout autre traitement, tels que les lavages, on peut se rendre un compte exact du résultat obtenu. Si tout se passe bien et que l'injection soit bien supportée, qu'il n'apparaisse aucun œdème, on pourra refaire une séance à quatre ou cinq jours d'intervalle. Plus on les espacera, sans toutefois dépasser une quinzaine de jours, plus on aura de chances d'arriver à un bon résultat, les quantités injectées se maintenant bien à la place qu'on a voulu leur assigner. Mais là encore il ne faudra point se décourager, et l'amélioration constante aidera les malades à continuer le traitement. En même temps que les sécrétions diminuent, le pharynx redevient humide et reprend peu à peu son rôle physiologique. La disparition de la sécheresse du pharynx est très appréciable, comme le fait remarquer Faure, car elle constitue pour les malades une gêne véritable. Voici une observation assez concluante à ce sujet.

OBSERVATION VI (Faure), inédite.

Mme B..., 34 ans, est vue pour la première fois en juin 1904. A ce moment elle présentait de la rhinite atrophique très accentude. Les cornets inférieurs et moyens n'existaient presque plus. Sécrétions très abondantes et odorantes. Le pharynx était très sec.

Depuis cette première constatation jusqu'en 1906, on institue un traitement consistant en douches nasales deux fois par jour, pommade et pulvérisations huileuses dans les fosses nasales, badigeonnages de glycérine iodo-iodurée dans le pharynx.

Au mois de mai 1906, on décide de recourir à la prothèse paraffinique. On fait de suite une première injection dans le postérieur du cornet inférieur gauche, dont il ne restait guère que des traces. On injecte environ un quart de centimètre cube, par quinzaine, tantôt à droite, tantôt à gauche, dans le cornet inférieur et dans la tête du cornet moyen. On suspend en même temps les lavages et on les remplace par des reniflages d'eau salée.

A la huitième piqûre, les croûtes ont *complètement* disparu. On cesse les reniflages.

Cette malade est revue en septembre 1907. Elle ne fait plus aucun traitement. Les cornets inférieurs sont restaurés d'une manière suffisante et le pharynx, très sec autrefois, est maintenant humide et ne cause plus aucune gêne à la malade.

En voici une autre corroborant ce que nous venons de dire au sujet de la disparition rapide des croûtes.

OBSERVATION VII (Faure), inédite.

Mme J..., 31 ans, est vue pour la première fois par M. Faure, en octobre 1906. On constate des croûtes très nombreuses et une atrophie considérable des cornets inférieurs et moyens.

Pendant un mois, on déterge la muqueuse à l'aide des pulvérisations mentholées, et en décembre de la même année on fait une première piqûre dans les cornets inférieurs.

Dès cette première injection, le nombre et l'odeur des amas de croûtes diminuent d'une façon très sensible. De mois en mois, on fait une piqûre de chaque côté, et on en fait une également sur le plancher de la narine droite. Au bout de ces trois mois, les croûtes ont complètement disparu, et actuellement, 4 septembre 1907, époque à laquelle on revoit la malade, elle mouche normalement.

Enfin, une troisième observation nous montrera, en même temps que la disparition des croûtes, le bon effet produit par la paraffine sur des symptômes accessoires.

OBSERVATION VIII (FAURE), inédite.

M. Gabriel C...., 15 ans. Ce malade vient consulter en avril 1907. Depuis deux ans, il s'est aperçu qu'il mouchait des croûtes et du sang par les deux narines. Il souffrait en même temps de violents maux de tête.

On constate à l'examen que les cornets inférieurs et moyens sont très atrophiés. Après une très courte période de désinfection nasale, on procède à la première injection et l'on opère par les deux fosses nasales en espaçant les piqûres de trente jours.

Mais dès la première piqûre, la muqueuse cède et ce n'est qu'au mois de juin, deux mois plus tard par conséquent, que l'on peut arriver à un résultat appréciable.

On fait huit piqûres, et en septembre 1907, le malade ne mouchait déjà plus de croûtes et les céphalées violentes qui dominaient le tableau clinique, puisque le malade était venu consulter exprès pour elles, les céphalées avaient complètement disparu.

Enfin, une dernière, assez concluante au point de vue de l'amélioration rapide et de la disparition des phénomènes les plus gênants de l'ozène, les croûtes et l'odeur.

OBSERVATION IX (FAURE), inédite.

Mlle Mathilde R..., 19 ans. Vue pour la première fois en février 1905, présente de la rhinite atrophique au début, mais malgré l'état peu avancé de la maladie, elle mouche des croûtes et du sang qui dégagent l'odeur caractéristique de l'ozène.

On tente les moyens palliatifs ordinaires et on institue le traitement par les lavages. Ces lavages sont du reste pratiqués d'une façon irrégulière, jusqu'au mois d'août 1906. Il n'y a aucune amélioration. Les croûtes se reforment très rapidement dès que l'on cesse les lavages.

On procède alors à une première injection dans le cornet inférieur gauche. Le lendemain on opère sur le droit. On prescrit des reniflages d'eau salée.

En septembre 1906, seconde piqûre à chaque cornet et on cesse tout traitement.

Cette malade a été revue en juin 1907.

Elle ne ressent aucun malaise, n'a éprouvé aucune douleur nasale et ne mouche plus de croûtes.

On peut la considérer comme guérie.

On remarquera dans ces quatre dernières observations que M. Faure espace volontiers les piqûres. Il met facilement un mois d'intervalle entre chacune d'elles. Alors même que l'amélioration attendue ne se produit pas aussitôt qu'on l'espérait, il est inutile de multiplier les interventions. On n'arrive pas à gagner du temps, et c'est un mauvais calcul que de vouloir aller trop vite.

Il est intéressant de savoir comment agit la méthode et là, comme dans l'étiologie, on se trouve en présence de plusieurs opinions. Quelle est la vraie? Il est bien difficile de le dire, et nous nous bornerons à indiquer ici quelques réflexions sur les explications du *modus agendi* données par les auteurs.

Brockaërt pense que la paraffine provoque dans la pétuitaire un processus régénérateur, déterminé par l'excitation des phagocytes qui pénètrent à l'intérieur de cette substance. Cette opinion semble démontrée par les expériences et les coupes présentées par cet auteur à la Société de médecine belge. Elle n'est pas en désaccord avec les données générales de la physiologie et peut parfaitement être admise jusqu'à ce que l'on puisse prouver qu'elle est erronée.

De plus, ajoute encore Brockaërt, la paraffine détruit par compression un certain nombre de glandes en grappes de la pituitaire et diminue mécaniquement les sécrétions.

Cette raison semble très logique et les coupes le prouvent d'une façon nette.

Pour Ricardo Bottey, au contraire, ces glandes seraient augmentées et donneraient dans les premiers temps qui suivent l'injection une plus grande quantité de sécrétions, quantité qui s'atténuerait rapidement d'ailleurs.

La plupart des autres auteurs, Moine, Brindel, Baratoux, Delie d'Ypres, Cazeneuve, Lagarde, la paraffine agirait uniquement au point de vue mécanique en faisant récupérer aux fosses nasales les conditions nécessaires à leur bon fonctionnement physiologique.

Il nous paraît que ces diverses opinions ne se contredisent pas au point de vue essentiel et qu'elles peuvent être admises sans exception.

Mais s'il fallait juger la méthode sur les quelques observations que nous avons rapportées, on conçoit que la valeur du procédé ne serait étayée que sur des bases un peu fragiles. On trouve heureusement un certain nombre de statistiques. On a toujours dit que les chiffres étaient très éloquents.

La première en date est celle de Moure et Brindel qui ont traité, en 1902, environ 60 cas d'ozène, avec des résultats très encourageants. Mais ces malades n'ayant pas été suivis, la proportion de 40 % de guérisons mentionnée nous paraît beaucoup trop considérable.

De même pour les 20 cas relatés par Étiévant, de Lyon, le pourcentage est trop élevé. Les malades ont été revus un mois seulement après la cessation du traitement : c'est insuffisant,

En 1904, on trouve des résultats plus sérieux. Botley présente une série de 360 cas d'ozène traités, dont 200 environ par la prothèse paraffinique avec une moyenne de 7,200 injections. Il ne donne pas de chiffres, mais nous dit que la guérison s'est maintenue au bout de deux ans chez la plupart de ses malades, ce qui constituerait un assez beau pourcentage. Brockaërt est moins optimiste et il avoue 50 % d'échec pour ses malades, échec relatif, du reste, car il a toujours constaté une amélioration.

En 1906, Sargnon, de Lyon, publie aussi une statistique dans le *Journal des Médecins praticiens*. Voici les résultats obtenus sur 18 cas.

12 guérisons complètes confirmée depuis plus de quatre mois.
3 améliorations considérables.
2 améliorations légères.
1 insuccès complet : le malade n'ayant accepté que deux injections,

Faure, de Saint-Étienne, à part quelques insuccès également relatifs, accuse une belle proportion de succès et d'améliorations très notables. Voici la statistique qu'il nous donne :

Cas traités : 53.
Encore en traitement, mais déjà améliorés : 12.

Améliorés au point de suspendre les douches et de les rempla-
cer par de simples bassinages : 0.

Insuccès : 1.

Guéris : 31.

Ce qui constitue une belle moyenne.

Nous aurions voulu rapporter aussi quelques chiffres
fournis par M. Garel et, à notre grand regret, cela ne
nous a pas été possible; mais il résulte d'une conversa-
tion que nous avons eue avec lui au sujet de la prothèse
paraffinique dans l'ozène, qu'il a également bon nombre de succès.

Il est cependant encore dans l'expectative et il attend,
pour se faire réellement une opinion bien assise, d'avoir
revu les malades opérés par lui il y a plusieurs années.
Néanmoins, comme il le dit, il faut employer cette méthode, puisque... c'est la seule qui donne quelques résultats.

« Personnellement, dit Botey, et après une expé-
rience sur cette question, que l'on peut bien qualifier
d'étendue, je considère les injections sous-muqueuses
de paraffine solide dans l'ozène comme le meilleur traitement connu de cette affection. »

Le professeur de Barcelone a interrogé ses malades
et tous, à l'unisson, assurent être très satisfaits du résultat obtenu par les injections, résultat bien supérieur
et plus durable que celui des autres méthodes de traitement qu'on leur avait fait subir.

Et ces traitements étaient nombreux et variés, depuis
les lavages innocents, bien que très efficaces, jusqu'aux
méthodes compliquées de l'électrolyse empirique et du
massage vibratoire, en passant par la gamme des topi-

ques innombrables, tels que pétrole, baume du Pérou, eau oxygénée, borax, injections de sérum antidiphtérique, acide lactique, médicaments vaso-dilatateurs, menthol, stowaïne, dionine, etc. La liste serait encore longue si l'on voulait la citer en entier.

Et à côté d'eux se trouvent encore des méthodes plus rationnelles, basées sur des données moins empiriques, comme celle de Samuel Iglauer, de Cincinnati, qui, par sa canule bucco-nasale, était parvenu à soulager grandement ses malades.

Et Poutekowsky, qui, dans la *Voutchnaïa Gazetta*, prétend guérir en trois mois, d'une façon radicale, tous les ozéneux, par de très légères cautérisations galvaniques !

Brockaërt avait encore pensé à devancer l'action de la nature, dans son travail de sclérose, et il enlevait, en 1904, le plus possible de muqueuse nasale, ainsi que celle des cavités annexes. Les résultats obtenus, mentionnés par Breyn, furent si peu encourageants, qu'il y a presque complètement renoncé. Il est revenu à la paraffine pure et simple.

Pour Lagarde seul, les observations sont très encourageantes; les accidents légers sont fréquents, mais le procédé réussit à merveille, dit-il, quoique non dépourvu de toute innocuité. Il est certain que le perfectionnement de la technique diminuera beaucoup les chances d'accident.

Nous avons vu que Lagarde était encore partisan, dans une certaine mesure et pour certains cas déterminés, des injections liquides. C'est sans doute ce qui explique le nombre assez grand de petits accidents qui lui sont arrivés. Sauf Boley, qui emploie encore quelquefois, paraît-il, la paraffine liquide, il n'est aucun opérateur qui se serve encore de ce procédé. Déjà avec les paraffines dures et fusibles à 32° on a des accidents, à plus forte raison les thromboses et les embolies sont-elles à craindre avec la paraffine molle. Et, dans ses articles, Boley ne dit-il pas que ses meilleurs résultats lui ont été fournis par les malades chez lesquels il avait pu opérer avec la paraffine fusible à 54°.

Il est un fait certain, c'est qu'actuellement tous les auteurs sont d'accord pour concéder à la prothèse paraffinique dans l'ozène une valeur curative reconnue par de nombreuses expériences et observations.

Que l'on nous permette, en terminant, de rapporter une observation, ou plutôt trois observations s'appliquant à des membres d'une même famille. Outre les renseignements pratiques qu'elles contiennent sur le procédé qui nous occupe, elles montrent encore que l'ozène est sans doute une maladie contagieuse, point qui n'est pas encore élucidé, bien que très important au point de vue scolaire par exemple.

OBSERVATION X (Faure) inédite.

Mme S..., 40 ans. Vient consulter pour la première fois au mois de janvier 1907, avec ses deux enfants, Marcel, 15 ans, et Marie, 12 ans.

La mère ne peut pas préciser l'époque à laquelle remonte pour elle les symptômes de rhinite atrophique. Dans tous les cas, l'odeur était très accentuée, et cette époque devait être ancienne, car la muqueuse présentait un degré d'atrophie avancé.

D'après ce qu'elle raconte pour ses deux enfants, il est bien probable que l'ozène s'est développé chez eux par contagion.

Quoi qu'il en soit, la mère présentait une atrophie complète des cornets. La muqueuse est très fragile et les premières piqûres sont presque insignifiantes. On en fait tous les quinze jours.

On arrive ainsi jusqu'au mois de juin 1907. A cette époque, 10 piqûres ont déjà été faites.

La disparition des croûtes, amélioration habituelle et attendue, est chose faite, mais les cornets sont encore de petit volume et la prothèse est insuffisante.

Au mois d'août, on fait deux injections plus abondantes et deux encore en septembre.

Actuellement, la malade ne fait plus de lavages, mais le docteur Faure estime que des piqûres seront encore nécessaires pour le cornet moyen, qui présente une atrophie très marquée.

Pour les deux enfants, l'un Marcel, 15 ans, avait été le dernier contagionné. Les lésions étaient peu étendues. L'atrophie était peu accentuée à gauche, un peu plus à droite.

On pratique de suite deux injections, une à droite, une à gauche. Un mois plus tard, on renouvelle l'opération. Au mois d'avril, les croûtes ne se formaient plus et l'on pouvait considérer le malade comme guéri.

Mlle Marie S..., sœur du précédent, 12 ans. Chez elle, les deux narines sont prises d'une façon sensiblement égales. Cependant l'atrophie n'est pas complète. Elle est vue en même temps que son frère, en janvier 1907. On commence presque de suite les injections, mais à la première séance, par suite d'un faux mouvement de la malade, l'aiguille embroche le cornet et la muqueuse éclate. On cesse le traitement jusqu'en mars pour permettre à la lésion de se cicatriser d'une façon complète. A ce moment, on pratique tous les quinze jours une injection de faible quantité. On fait ainsi huit piqûres.

On revoit la malade en septembre 1907. Les croûtes ont disparu, et on ne perçoit plus aucune odeur.

Ces deux dernières observations nous montrent donc que plus la lésion est récente, plus vite et plus sûrement agit le traitement. C'est du reste ce qui se passe avec la plupart des traitements pour le plus grand nombre des maladies.

Ainsi donc, en ne comptant pas sur un résultat parfait, sur une restauration complète des cornets, sur la disparition totale des symptômes de la maladie, ce qui constituerait une guérison absolue, on est en droit d'attendre de la prothèse paraffinique dans l'ozène une amélioration qui ne manque pour ainsi dire jamais. Et si le malade n'a plus de lavages quotidiens à faire, si l'odeur n'est plus perçue par l'entourage, n'est-ce pas une véritable guérison sociale ? Il nous semble que ce point de vue n'est pas à négliger, et qu'alors même que ce seul résultat serait obtenu, ce serait une raison capitale pour essayer ce traitement à la paraffine, dans la totalité des cas quels qu'ils soient.

Les rhinologistes l'ont bien compris, et il n'en est aucun qui ne le conseille à ses malades. Dans un avenir plus ou moins éloigné, nous espérons que les perfectionnements de la méthode et les enseignements cliniques seront suffisants pour permettre aux opérateurs d'annihiler, d'une manière sûre et définitive, ce « cauchemar du rhinologiste ».

CONCLUSIONS

Depuis quelques années on se trouve en présence, pour le traitement de la rhinite atrophique ozénateuse, d'une méthode nouvelle, qui laisse loin derrière elle les traitements palliatifs, inefficaces et insuffisants, employés jusqu'ici.

Cette méthode est celle des injections paraffiniques mise au point par Brockaërt et qui a donné, entre les mains de ses nombreux imitateurs, ainsi qu'entre les siennes, des résultats très encourageants.

En présence des résultats acquis, tant au point de vue instrumentation qu'au point de vue technique, et sans négliger les moyens adjuvants et le traitement général, on emploiera cette méthode toutes les fois que cela sera possible, malgré les quelques accidents auxquels elle a donné lieu et les quelques inconvénients qu'elle présente.

Il est du reste probable que les résultats seront plus brillants et plus sûrs encore, quand l'instrumentation sera plus parfaite et la technique mieux connue.

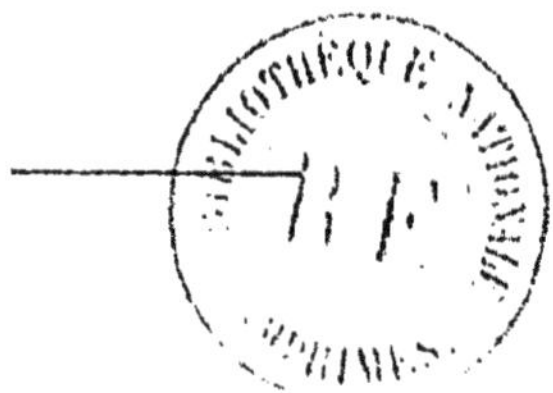

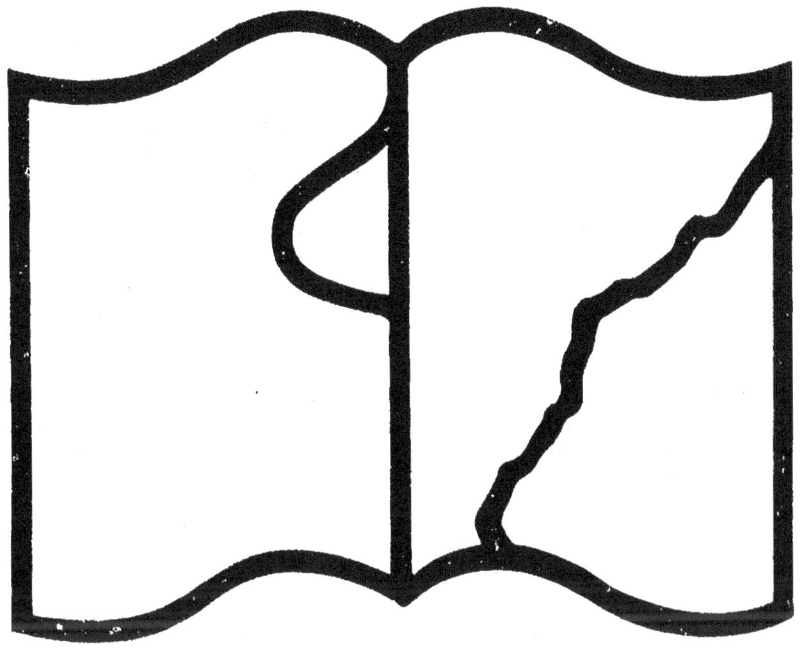

Texte détérioré — reliure défectueuse

NF Z 43-120-11

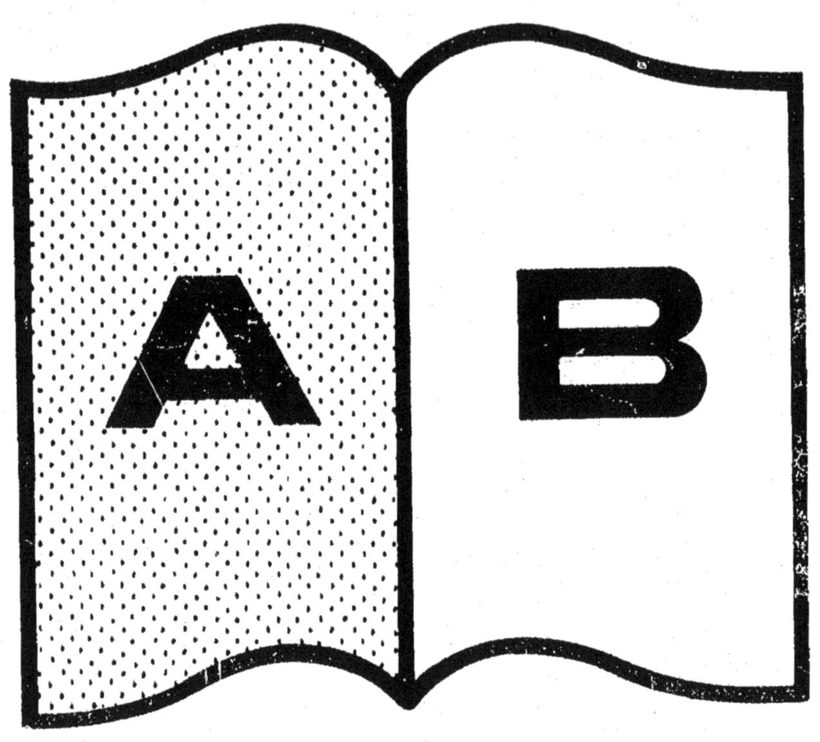

Contraste insuffisant

NF Z 43-120-14

9 782013 553537